AF465576

ROYAT

EAUX

THERMALES ALCALINES MIXTES

(Bicarbonatées et chlorurées sodiques, gazeuses, ferrugineuses et arsénicales)

MANUEL

DU

MÉDECIN ET DU BAIGNEUR

Étude médicale de cette Station.
Analyses. — Applications thérapeutiques.

Parallèle d'EMS et de ROYAT.

Règlement. — Hôtels. — Promenades.
Renseignements divers.

CLERMONT-FERRAND
[illegible]S-PARIS, IMPRIMEUR, LIBRAIRE ET LITHOGRAPHE
Rue Saint-Genès, 5.

1873

e163
14 8

CLERMONT, TYPOGRAPHIE DUCROS-PARIS.

ROYAT

EAUX

THERMALES ALCALINES MIXTES

(Bicarbonatées et chlorurées sodiques, gazeuses, ferrugineuses et arsénicales)

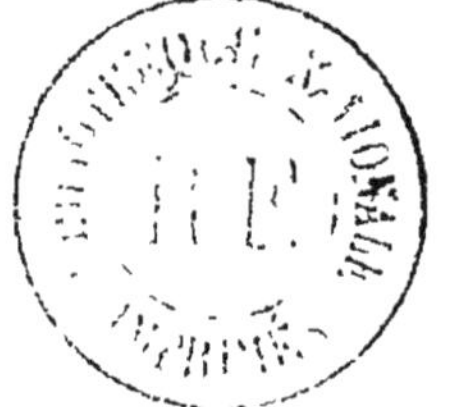

MANUEL

DU

MÉDECIN ET DU BAIGNEUR

Étude médicale de cette Station.
Analyses. — Applications thérapeutiques.

Parallèle d'EMS et de ROYAT.

Règlement. — Hôtels. — Promenades.
Renseignements divers.

CLERMONT-FERRAND
DUCROS-PARIS, IMPRIMEUR, LIBRAIRE ET LITHOGRAPHE
Rue Saint-Genès, 5.

1873

TABLE.

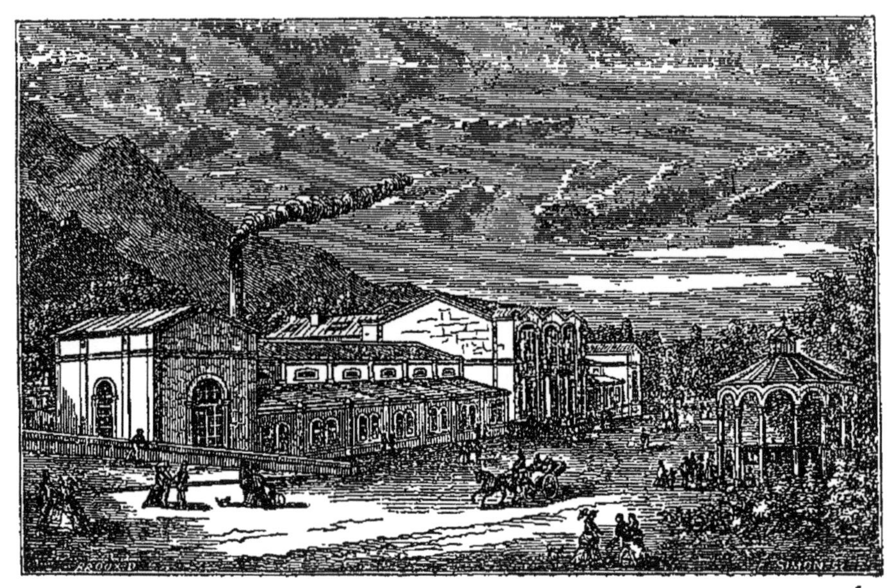

ÉTABLISSEMENT THERMAL

DE ROYAT

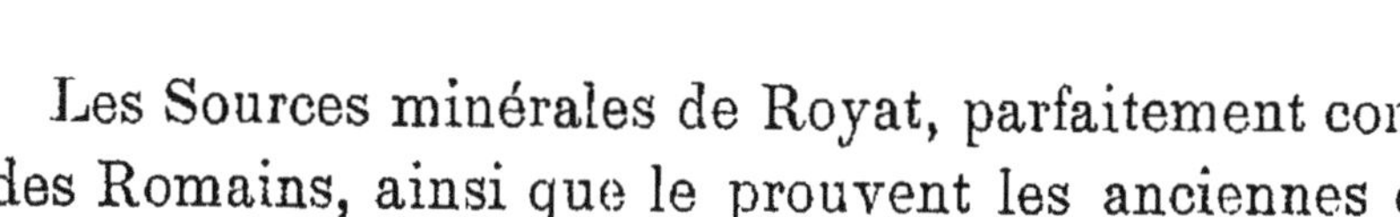

Les Sources minérales de Royat, parfaitement connues des Romains, ainsi que le prouvent les anciennes constructions mises à jour, par le tracé de la route du Mont-Dore, s'étaient perdues pendant le moyen-âge. Elles ont été retrouvées à une date encore assez récente.

C'est en 1843 que la source principale a été découverte à nouveau, l'Etablissement actuel n'a été livré au public qu'en 1854,

Rien de plus modeste que les débuts de cette station thermale. Deux commerçants de Clermont, ayant obtenu de la commune de Royat une concession pour l'exploitation des eaux, firent élever les constructions que nous voyons aujourd'hui. Du reste, leur emménagement, fait avec soin, dénote une entente parfaite de leurs diverses applications. L'Etablissement, construit d'après les dessins et sous la direction de M. Agis Ledru, auquel il fait honneur, est élégant et commode ; l'installation balnéaire est des plus complètes.

Pendant longtemps cette installation suffit aux besoins de la clientèle assez restreinte, qui s'y rendait chaque été; mais, peu à peu, la réputation des Thermes de Royat s'étendant, les baigneurs affluèrent en plus grand nombre, et les ressources de l'Etablissement devinrent insuffisantes.

Une Compagnie vient de se former pour donner à Royat un développement en rapport avec son importance qui, chaque jour, va croissant.

En veut-on une preuve? Elle existe, et bien évidente, dans le nombre des baigneurs qui ont fréquenté cette station; il était, à l'arrivée du Dr Allard,

En 1860 de 784
En 1863 de 1174
En 1869 de 1655
En 1872 de 2506

Et pourtant il n'a rien été fait pour répandre le nom de Royat et l'utilité de ses eaux. Point de réclames bruyantes dans les journaux, point de prospectus menteurs, etc. On pourrait dire, au contraire, que les anciens concessionnaires avaient mis tous leurs soins à se faire oublier.

Si, malgré cette indifférence des anciens fermiers, les Thermes de Royat ont acquis une notoriété chaque jour plus grande, ils la doivent aux malades qui, venus pour y chercher la santé, proclament ensuite au loin les résultats qu'ils en ont obtenus. Ils la doivent aussi aux médecins, chaque année plus nombreux, qui y envoient leurs clients ou qui y conduisent leur famille.

SOURCES DE ROYAT

Analyses.

Trois Sources constituent la richesse minéralogique de la station thermale de Royat :

1° La ***grande source*** ou ***source Eugénie,*** d'un débit de 1,440,000 litres d'eau par jour, soit, mille litres par minute, captée et jaugée par M. François, inspecteur général des mines. Température 35° 5 c., au bouillon. C'est cette source qui alimente seule le grand Etablissement.

2° La ***source de César,*** d'un débit de 31,000 litres par jour, température 29° c., alimente un petit Etablissement voisin du précédent; 8 baignoires, une piscine, un bain d'acide carbonique et une buvette, forment les ressources de cette annexe.

3° La ***source Saint-Mart,*** température 31° c.; débit 21,000 litres, se rapproche tellement de la grande source qu'elle a été abandonnée. Jadis employée, elle se perd aujourd'hui dans le ruisseau.

Nous pouvons citer aussi, quoique ne dépendant pas de Royat, la Source des Roches, température 19° 5 c.; débit de 25 à 30,000 litres. Source froide, située assez loin des précédentes, et qui ne s'emploie qu'en boisson.

Nous devons y joindre, pour être complet, de magnifiques eaux vives venant des montagnes; ces sources captées et conduites au grand Etablissement, servent à l'hydrothérapie. Leur abondance est extrême, leur température, même par les plus grandes chaleurs, est de 12°.

La composition des trois sources étant chose importante pour les médecins, nous joignons à ces détails les résultats de l'analyse qui en a été faite, en 1857, par un savant chimiste, M. Lefort, membre de l'Académie de médecine.

Analyses des trois Sources.

	GRANDE SOURCE	CÉSAR	ST-MART
Bicarbonate de soude	1.349	0.392	0.421
id potasse	0.435	0.286	0.365
id chaux	1.000	0.686	0.953
id magnésie	0.677	0.397	0.611
id fer	0.040	0.025	0.043
id manganèse	Traces.	Traces.	Traces.
Sulfate de soude	0.185	0.115	0.163
Phosphate de soude	0.018	0.014	0.007
Arséniate de soude	Traces.	0.000	Traces.
Chlorure de sodium	1.728	0.766	1.682
Iodure et bromure	Indices.	Traces.	Indices.
Silice	0.156	0.167	0.102
Alumine	Traces.	Traces.	Traces.
Matières organiques	Indices.	Indices.	Indices.
Total des matières fixes	5.588	2.848	4.336
Gaz acide carbonique	0.377	0.620	0.332
Gaz azote	0.052	0.038	0.042
Gaz oxygène.	0.011	0.009	0.008

D'après l'analyse de Thénard, l'eau de la grande source renferme, par litre, 1/3 de milligramme d'arsenic.

L'eau de Royat est douce et onctueuse; elle ne dessèche pas la peau et lui laisse toute sa souplesse. Elle doit cette propriété, moins à quelques matières confervoïdes qu'elle renferme, qu'à la saponification des produits sébacés de la peau par les sels alcalins qui entrent dans sa composition.

Sa saveur est piquante, aigrelette, salée et ferrugineuse; elle est tiède, et pourtant son goût n'est pas désagréable; elle n'a d'autre odeur que celle de l'acide carbonique qui la fait sortir en bouillonnant du sol, et qui, par les temps orageux, l'élève en jets impétueux à plus de 20 centimètres au-dessus du bassin.

Conseils sur l'emploi des Eaux.

Les eaux de Royat, fortement minéralisées, puisqu'elles contiennent près de 6 grammes de sels par litre, sont très-actives. Elles doivent être bues à doses fractionnées, le matin à jeûn, et le soir, une heure, au moins, avant le dîner. La quantité que peut en prendre chaque baigneur, varie, non-seulement suivant l'affection qu'il vient traiter, mais encore suivant ses aptitudes digestives, et son tempérament.

Ce n'est donc que par un examen attentif de son malade que le médecin peut lui indiquer la source la plus favorable à son état, et les doses auxquelles il peut en faire usage.

C'est pour avoir méconnu l'opportunité de ces conseils que nous avons vu longtemps les eaux de Royat, essentiellement toniques, passer pour purgatives aux yeux de quelques habitants de Clermont, qui venaient les boire sans mesure et sans discernement. Le médecin attentif est, au contraire, forcé, quelquefois, de les couper avec du lait ou même de les remplacer par celles d'une autre station; pratique en faveur dans toute l'Allemagne, et surtout à Ems, où elle donne les meilleurs résultats.

Les bains de Royat, uniques en France, sont alimentés à eau vive pendant toute la durée de l'immersion. Cette température invariable de 34 degrés, ce courant constant qui les anime, les rendent très-agréables; au lieu d'amollir la peau comme les bains ordinaires, ils en activent la circulation et la laissent moins impressionnable au froid; leur usage rend aux membres toute leur souplesse, et donne aux muscles une tonicité remarquable.

Mais, en bains comme en boisson, les eaux de Royat donnent lieu à des effets tout différents, suivant la manière dont elles sont prises.

Les bains de la grande source sont excitants, toniques ou sédatifs, à la volonté du médecin qui n'a, pour cela, qu'à en varier la durée en en modérant ou activant l'alimentation. Aussi, juge-t-il quelquefois nécessaire de les donner à eau morte, et même en commençant, de les couper d'eau douce. Certains malades, sans ces précautions, seraient exposés à voir le traitement de Royat augmenter leur mal.

C'est à l'expérience du médecin, et à sa prudence, que tant d'affections différentes doivent aux mêmes eaux leur guérison. C'est l'étude de cette minéralisation si riche qui a étendu ainsi l'application thérapeutique de Royat, et en a assuré l'avenir. Il importe donc aux baigneurs, soucieux de leur santé, de ne rien faire sans prendre conseil.

Outre les bains à eau vive, l'établissement offre aux malades des douches de toute nature, chaudes ou tempérées, puissantes ou faibles.

La vapeur d'eau minérale est employée en aspirations ou en douches.

L'acide carbonique en applications locales ou générales sous forme de bains.

Les salles de pulvérisation sont munies des appareils les plus nouveaux.

Une hydrothérapie modèle, et un gymnase d'après la méthode Pichery, complètent l'aménagement balnéaire de Royat, et forment des adjuvants puissants de ce traitement essentiellement tonique.

Nous ne croyons pas, du reste, pouvoir mieux faire apprécier la richesse minérale et les ressources thérapeutiques de notre station thermale, qu'en empruntant à l'ouvrage du Dr Boucomont (1), sur les eaux minérales d'Auvergne, la partie qui concerne Royat. Nous reproduirons donc en entier le chapitre qu'il a consacré à cette station au développement de laquelle il a contribué comme suppléant du Dr Allard, dont le dévouement et les écrits ont commencé la réputation et préparé l'avenir.

(1) Eaux minérales d'Auvergne. — Etude comparative des différentes stations thermales de ce groupe. — Royat. — Le Mont-Dore. — La Bourboule. — Saint-Nectaire. — Châtelguyon. — Châteauneuf. — Chaudesaigues, etc., par le Dr Boucomont, médecin aux eaux de Royat, 1873, Ducros-Paris à Clermont et A. Delahaye, éditeur à Paris.

EAUX MINÉRALES D'AUVERGNE

ÉTUDE COMPARATIVE

DES DIFFÉRENTES STATIONS DE CE GROUPE

CHAPITRE Ier.

—

ROYAT.

—

Sommaire.

Royat et ses environs, sites accidentés, pleins d'ombre et de fraîcheur. Air pur de la montagne et climat de la plaine. — Etablissement Thermal et installation balnéaire complète. — Eaux de Royat, comparaison avec le serum sanguin. — Classes des Eaux bicarbonatées mixtes, leur utilité dans certaines diathèses. — Composition chimique des Eaux de Royat. Effets thérapeutiques de ses principaux éléments. — Eau en boisson, propriétés toniques et reconstituantes. — Source César. — Bains de Royat. Avantages d'une température constante et d'un courant continu d'eau minérale dans la baignoire.—Bains de César à eau vive. Effets stimulants de l'acide carbonique sur la peau: décongestion des viscères: utilité dans les affections utérines. — Autres applications hydro-minérales : Salles d'inhalation, Douches pulvérisées, Bains et Douches de gaz acide carbonique. — Hydrothérapie. — Gymnase. — Affections diathésiques tributaires des Eaux de Royat : AFFECTIONS ARTHRITIQUES, Rhumatismes nerveux, Rhumatismes des viscères. Affections de la peau. — AFFECTIONS CHLORO-ANÉMIQUES, dyspepsies, névroses, affections utérines. — AFFECTIONS DES VOIES RESPIRATOIRES, laryngites et bronchites chroniques, phthisie commençante. Opinion des auteurs sur la valeur des Eaux de Royat dans ces affections. — Nouvelle Compagnie fermière. Changements apportés cette année, ses projets pour l'avenir.

ROYAT

Topographie et Climatologie.

« A deux kilomètres seulement de Clermont, à 450 mètres au-dessus du niveau de la mer, au fond d'une vallée que l'on a nommée la Tempé française, l'Etablissement Thermal de Royat élève ses élégants arceaux.

« Les Thermes sont situés à l'entrée de la gorge de Royat, dans un lieu nommé le Vallon de Saint-Mart, limité au sud par la coulée de lave qui forme les rochers célèbres de ce nom, et, au nord, par la montagne de Chateix que surmontait jadis le château de Waïfre, duc d'Aquitaine, qui eût l'honneur d'y être assiégé et brûlé par Pépin-le-Bref et Charlemagne (1).

(1) Eaux thermo-minérales d'Auvergne, leurs spécialités médicales, leur état actuel et leur avenir par les Drs C. Allard et F. Boucomont, 1863.

« Un quart d'heure de marche, par un délicieux chemin, mène de Saint-Mart à Royat, dit Eugène Guinot, dans une de ses plus spirituelles *revues;* resserré entre deux montagnes couvertes d'une puissante végétation, le village est groupé à l'entrée d'une gorge profonde, creusée par un courant de lave. Ses blanches maisons, ses moulins, ses chaumières échelonnées sur une pente douce, apparaissent au milieu des arbres comme un nid de verdure. Au sommet se dresse l'église d'un aspect imposant, munie de tours et de créneaux, semblable à une forteresse. Au bas du village se trouve la célèbre grotte de Royat avec ses sources qui, jaillissant en cascades, vont se répandre dans la Tiretaine.

« Les admirateurs des beautés de l'Allemagne et de la Suisse ne trouveront dans leurs albums rien de plus pittoresque ni de plus suave que le tableau formé par ces rochers, ces bois, ces cascades, ce village qui grimpe et qui sourit à travers les arbres touffus, cette église formidable et cette grotte merveilleuse qui semble le frais et mystérieux asile d'une divinité mythologique, l'agreste boudoir d'une Naïade. »

Dominant la magnifique plaine de la Limagne et placés au pied des monts Dôme qui les abritent, les hôtels de Royat jouissent des avantages de la montagne sans en avoir les inconvénients. Ainsi, pas de variations brusques comme au Mont-Dore, mais, au contraire, une assez grande régularité atmosphérique. La chaleur n'est jamais excessive, elle est atténuée par un courant continu d'air frais et vivifiant, qui porte dans la plaine les parfums des montagnes. L'égalité et la douceur de la température permettent aux baigneurs de suivre leur traitement jusqu'à la fin de septembre. Séduits par cet air pur, par les doux ombrages de cette petite vallée, par le calme qui y entoure la vie, nous voyons bien des malades prolonger ici leur séjour et ne se séparer de ces lieux charmants qu'avec l'espérance d'y revenir.

L'Établissement thermal, un des plus beaux et des plus complets de France, présente une façade de 88 mètres de longueur ; il renferme 70 baignoires, 26 appareils de douches, 2 piscines, 2 salles d'aspiration, 2 pièces consacrées aux bains et douches d'acide carbonique, deux autres à la pulvérisation minérale, enfin une hydrothérapie et un gymnase d'après la méthode Pichery.

Des Eaux alcalines mixtes.

Les eaux de Royat sont chloro-bicarbonatées, mixtes, ferrugineuses et arsénicales. Du chlorure de sodium, du fer, de l'arsenic viennent avec leur action plastique, atténuer, sans les détruire, les propriétés altérantes et fluidifiantes des sels alcalins. Notre tableau synoptique, donnant l'analyse complète des sources thermales d'Auvergne, nous y renvoyons le lecteur, croyant préférable, au point de vue thérapeutique, de ne placer sous ses yeux que les principaux éléments minéralisateurs de chaque station.

Les eaux de Royat renferment : 5 grammes, 72 cent. de sels par litre. Les principaux sont :

		gr.
Bicarbonate de soude et de potasse		1,78
id.	de chaux	1,00
id.	de magnésie	0,67
id.	de fer	0,04
Chlorure de sodium		1,72
Acide carbonique		0 75

Plus, d'après Thénard 1/3 de milligramme d'arsenic.

Nous voyons que les eaux de Royat ne sont pas seulement alcalines, mais qu'à côté des principes si connus et si actifs de cette classe hydrominérale se trouve une série de sels toniques et reconstituants. L'union du chlorure de sodium au bicarbonate de soude forme une minéralisation précieuse.

« Les ***eaux alcalines mixtes,*** dit Rotureau, doivent réunir dans une certaine mesure, les vertus des eaux chlorurées à celles des eaux franchement bicarbonatées sodiques. C'est là pour moi leur caractère essentiel, et j'attache une importance d'autant plus grande aux résultats qui peuvent être attendus de cette combinaison des deux actions diverses, que les effets sensiblement toniques du chlorure de sodium permettent de combattre heureusement l'action débilitante et dangereuse, chez les personnes d'un tempérament lymphatique, des eaux bicarbonatées sodiques franches.

« Ma conviction, à cet égard, est fondée, non pas seulement sur une donnée théorique, mais aussi sur l'étude de faits nombreux, et j'ai la certitude qu'elle sera partagée par tous ceux qui, évitant de considérer les eaux d'Ems et de Royat comme des eaux bicarbonatées sodiques plus faibles de moitié que celles de Vichy, voudraient leur reconnaître et leur conserver, au contraire, leur double caractère de bicarbonatées sodiques et de sources chlorurées.

« Il est permis quelquefois d'hésiter sur le choix à faire entre Vichy et Royat, lorsque les malades, dont les affections réclament les eaux bicarbonatées sodiques, présentent un tempérament qui est sur la limite des constitutions sanguines ou lymphatiques. Bien des convenances peuvent alors être consultées, tout en tenant compte de la quantité beaucoup plus considérable de bicarbonate de soude contenue dans les eaux de Vichy.

« Mais il n'en est plus ainsi lorsque les malades accusent nettement soit un tempérament sanguin, soit, au contraire, un tempérament anémique, Vichy convient au premier, Ems ou Royat au second. »

Composition des Eaux de Royat mise en parallèle avec celle du serum sanguin.

Les éaux minérales de Royat appartiennent à cette classe privilégiée que le savant professeur de thérapeutique de Paris, Gubler, appelle ***lymphe minérale***, parce qu'elles renferment presque tous les principes qui entrent dans la composition du ***serum sanguin***.

L'union des bicarbonates de soude et de chaux avec le chlorure de sodium, la présence du phosphate et du sulfate de soude, le bicarbonate de fer en quantité notable, forment la combinaison la plus heureuse. C'est un composé chimique dont chacun des éléments trouve sa place dans l'économie.

ANALYSES COMPARATIVES.

EAU DE ROYAT.		SERUM DU SANG.	
Bicarbonate de soude id. de potasse id. de chaux id. de magnésie	3,500	Bicarbonate de soude id. de chaux id. de magnésie Lactate de soude	5,000
Chlorure de sodium	1,728	Chlorure de sodium id. de potassium id. d'ammonium	5,500
Sulfate de soude	0,185	Sulfate de soude	1,000
Phosphate de soude 0,018 Bicarbonate de fer 0,040	0,098	Phosphate de soude id. de magnésie	0,500
	5,511		12,000

Si nous ajoutons que l'eau de Royat contient de l'acide carbonique, de l'azote et de l'oxygène, nous verrons que l'analogie est encore plus grande.

Deux litres d'eau de Royat représenteraient environ un litre de serum; si quelques sels, qui entrent dans la composition de ce dernier, manquent à l'analyse, c'est que, probablement, les chimistes ne les y ont pas cherchés, car il faut diriger, dans ce but, les expériences pour déceler la présence de quelques milligrammes de chlorure d'ammonium, par exemple.

Royat, nous devons le dire, n'est pas la seule station d'Auvergne qui jouisse de ce privilège et si sa composition et celle de Saint-Nectaire se rapprochent plus que toute autre du serum, la Bourboule, Châteauneuf, Vic-sur-Cère et quelques autres privilégiées font valoir, à ce sujet, leurs liens de parenté et leur ressemblance de minéralisation.

Eau de Royat en boisson.

L'Eau de la grande source de l'Etablissement offre une température de 35°, qui est une des plus favorables à la digestion, ainsi que l'ont constaté les médecins qui exercent à des stations de thermalités différentes, comme à Vichy; elle est gazeuse, un peu saline, laissant après le passage un goût fort léger de fer. — Elle est prescrite ordinairement par demi-verres qu'une promenade d'un quart d'heure aide à digérer. Assez agréable à boire, elle stimule l'estomac, augmente l'appétit et facilite la digestion. Elle combat efficacement les dyspepsies de différentes natures et les affections chroniques du tube digestif. Plus tonique que laxative, elle arrête les flux diarrhéiques et combat la pléthore abdominale. Elle détruit de même la constipation habituelle des chlorotiques en stimulant la fibre musculaire de l'intestin et en régularisant les fonctions digestives.

L'eau de Royat est essentiellement tonique et reconstituante; c'est à ce titre qu'elle combat si efficacement les affections variées qui empruntent à l'anémie une chronicité qui résiste souvent à tout l'arsenal pharmaceutique. La pratique sanctionne fidèlement les données théoriques de sa précieuse minéralisation. Négligeant donc le *bicarbonate de soude* dont l'action est connue de tout le monde, nous allons dire un mot de ce que pensent les thérapeutistes des *bicarbonates de chaux et de fer* qui entrent dans sa composition.

« La chaux, dit le professeur Gubler, se trouve dans toutes les parties de l'économie, et surtout dans le système osseux, c'est donc un *recorporant.* Les eaux *bicarbona-*

tées calciques décomposées par les acides de l'estomac, dégagent de l'acide carbonique qui est un stimulant de la digestion. Aussi réussissent-elles dans les dyspepsies atoniques; elles détruisent d'autant plus sûrement le pyrosis, qu'elles sont unies aux bicarbonates alcalins qui tendent au même but. — Les sels de chaux, unis au fer, sont essentiellement reconstituants, et donnent d'excellents résultats dans les affections anémiques tenant à la phthisie. »

Le *bicarbonate de fer* soluble est la préparation martiale la plus active et la plus facilement assimilable. — Mais ce sel n'est tenu en dissolution dans l'eau que par l'acide carbonique ; quand ce gaz, abandonné à l'air libre, se dégage, le protoxyde de fer, mis à nu, passant à l'état de péroxyde insoluble se précipite ; c'est donc à l'abondance de l'acide carbonique et à son renouvellement constant, que nos eaux doivent leur richesse martiale et leurs propriétés assimilatrices.

Enfin, le *bicarbonate de magnésie* et le *sulfate de soude* qui entrent aussi dans la composition des eaux de Royat, modèrent l'action astringente sur les organes digestifs des sels de chaux et de fer.

Eau de César.

Aux personnes dont l'estomac capricieux ne peut supporter la température. de la grande source, nous offrons les eaux plus fraîches de celle de César.

Constituée par les mêmes principes minéralisateurs,

mais à doses un peu plus faibles, cette eau, très-gazeuse, est ordinairement réservée pour la table ; la plupart des baigneurs en font usage pendant toute la durée de leur séjour ; elle a des propriétés excitantes sur l'estomac, elle ouvre l'appétit et favorise la digestion. On la boit avec plaisir et beaucoup de malades en continuent l'usage après la saison. Il est peu de sources minérales assez en harmonie avec l'organisme pour permettre aux malades de continuer leur cure pendant les repas. L'analyse que nous venons de reproduire, en montrant l'analogie des eaux de Royat avec le serum sanguin, explique les vertus assimilatrices reconstituantes plutôt qu'altérantes de César, et justifie sa présence à table aux heures des repas, pendant lesquels tout traitement est ordinairement suspendu.

A propos de l'application balnéaire, nous aurons à parler des services importants que nous rend cette source dans le traitement de certaines affections.

Bains de Royat à eau vive.

Les bains de Royat sont uniques en France : la température de la source, 35° centigrades, et son abondance, ***mille litres à la minute,*** permettent de les donner tous à eau vive. On ne saurait trop appuyer sur les avantages que présente ce mode balnéaire. D'une part, température constante du bain, quelle qu'en soit la durée ; de l'autre, renouvellement incessant, dans la baignoire, de tous les principes minéralisateurs de l'eau. Or, les eaux alcalines mixtes présentent toujours, à côté des sels de soude et de potasse, des carbonates de chaux, de magnésie et de fer, qui ne sont solubles que dans un excès d'acide carbonique; après quelques instants d'exposition à l'air libre, le dégagement des gaz laisse précipiter tous ces sels, qui sont dès lors sans action.

A Royat, au contraire, le malade ne perd pas un seul des principes actifs de la source; chaleur, gaz et sels, tels que la nature les fournit, se trouvent, à chaque instant, renouvelés dans sa baignoire; aucun des éléments constatés par l'analyse ne manque à l'appel.

C'est une *supériorité balnéaire* incontestable, non-seulement sur toutes ses similaires d'Auvergne, mais encore sur *Ems*, sa rivale d'Allemagne.

Il est très-rare de trouver réunies ces deux conditions de température et d'abondance. La grande source de Royat, qui débite actuellement 1000 litres, pourrait, d'après les ingénieurs, en fournir plus de 2000. Un meilleur captage s'exécute sous la surveillance des hydrologues les plus habiles, et ces flots d'eau minérale seront employés non-seulement à augmenter le nombre de baignoires, mais encore à alimenter, à eau vive, une immense piscine. Véritable école de natation, entourée de verdure et de fleurs, où grâce à cette température constante de 34°, les baigneurs pourront se livrer, en hiver comme en été, à un exercice des plus hygiéniques. La densité de ce bain, en facilitant la nage, unira ainsi la tonicité musculaire que procure cet exercice à celle qu'imprime au corps la riche minéralisation de la grande source de Royat.

Bain de César.

A côté de ce bain de Royat, si riche et si généreux, s'en place un plus modeste, mais non moins précieux, que l'on appelle Bain de César.

A température beaucoup plus basse, 29°, il dissimule si bien son infériorité thermale, grâce à sa richesse en acide carbonique, que c'est à peine si la sensation de froid dépasse quelques minutes. Comme celui du grand Établissement, il est donné à eau courante; pendant toute la durée de l'immersion, l'eau s'échappe du fond de la baignoire et entraîne avec elle une telle abondance de gaz, qu'en un instant, le corps se trouve couvert d'un magnifique voile de perles, autant de bulles d'acide carbonique qui, s'attachant aux villosités du corps, forment des milliers de petites ventouses qui excitent la sensibilité cutanée, activent la circulation périphérique, congestionnent la peau et débarrassent les poumons, l'utérus ou le cœur, du sang qui en entravait les fonctions.

L'immersion ne dépasse guère 15 à 25 minutes, mais ce temps suffit pour produire les plus heureux résultats. Les femmes, les enfants, tous sujets chlorotiques, anémiques ou nerveux, sortent, de là, modifiés. L'action anesthésique de l'acide carbonique a effacé les douleurs, son action stimulante sur la peau a débarrassé les viscères congestionnés. Les malades sont légers, pleins d'entrain et de gaîté, et ne se font plus prier pour aller chercher dans les promenades, et même les excursions, l'exercice et les distractions que leur refusaient leurs forces. Le bénéfice obtenu ne dépasse pas d'abord une demi-journée, mais au bout de cinq ou six bains, les malaises, les oppressions ne reviennent plus ; le remède se renouvelle avant le retour du mal, et vingt-cinq bains, environ, procurent des modifications assez notables de la circulation et de l'inervation pour affranchir, définitivement quelquefois, le malade de ses souffrances.

Ce bain hydrothérapique est surtout d'une application heureuse dans les affections de l'utérus. Que l'organe principal soit douloureux, qu'il soit même encore altéré, grâce à l'acide carbonique, cet anesthésique et ce modificateur puissant des plaies, les symptômes inflammatoires ont bientôt diminué. Les ulcérations qui avaient résisté à des caustiques, se ferment surtout, quand, grâce à la puissante révulsion qu'opère l'acide carbonique sur la peau, nous avons détruit la congestion passive de l'utérus et de ses annexes.

C'est donc, principalement, comme anti-congestif que nous recommandons le Bain de César, dont la faible thermalité et l'action énergique sur la peau constituent une des ressources les plus précieuses de Royat.

Autres applications hydro-minérales.

Inhalation. — Après les bains, ***la salle d'aspiration,*** comme on l'appelle, occupe dans l'application thérapeutique de nos eaux la première place. — Loin de ma pensée de la regarder comme un sudatorium où les malades atteints d'affections rhumatismales, peuvent continuer un traitement. Le docteur Allard et moi avons fait tous nos efforts pour préciser sa destination. Le cencours du médecin-inspecteur, M. Basset, et de nos très-honorés confrères, nous a fait, depuis, obtenir de l'administration une régularité de température qui nous permet d'y envoyer tous nos malades, sans crainte de congestions cérébrales, ou d'hémoptysies. Pendant toute la durée des séances, le thermomètre oscille entre 24 et 26 degrés ; des gradins en amphithéâtre permettent, du reste, aux malades d'aller s'asseoir sur la partie la plus élevée de la salle, et d'y jouir, s'ils le désirent, d'une température de 7 à 8 degrés de plus.

Jules Lefort, notre habile chimiste, dans ses recherches sur la composition des vapeurs minérales des salles du Mont-Dore, a constaté que non-seulement elles renfermaient les gaz, mais encore plusieurs principes minéralisateurs des eaux. Nos salles, établies dans les mêmes conditions, doivent jouir des mêmes privilèges. Cette application *loco dolenti* de l'eau de Royat, nous donne chaque année les meilleurs résultats.

Douches et bains d'acide carbonique.— L'abondance de ce gaz nous a permis d'expérimenter les divers traitements préconisés par le docteur Herpin de Metz, et de justifier la valeur de quelques-unes de ces applications ; c'est un adjuvant puissant du traitement des *névroses*, qui trouvent à Royat tant d'éléments propres à les combattre.

Douches locales pharyngiennes et Douches pulvérisées. — Les premières prises dans le bain, à l'aide du courant d'eau qui l'alimente, nous ont été indiquées par notre cher et savant maître, le professeur Lasègue ; leur effet, un peu lent, a toujours été efficace. Les secondes, au contraire, sont assez irrégulières. Les résultats pratiques ne répondent pas toujours à la théorie séduisante qui nous les a fait adopter.

Hydrothérapie. — Les affections chloro-anémiques dominant à Royat, nous avons cru ne pas devoir nous priver de ce moyen puissant d'aider l'action de nos eaux. Nos sources vives sont à l'épreuve des plus longues sécheresses, la température n'en dépasse pas 11 à 12°. Le docteur Allard a donc fait installer des appareils complets d'hydrothérapie qui sont à la veille d'être emménagés dans un local plus grand et plus commode. Depuis 12 ans, nous n'avons eu qu'à nous louer de la combinaison, quelquefois nécessaire, de ces douches avec le traitement hydro-minéral.

Gymnase, système Pichery. — Les exercices auxquels sont soumis les élèves, sont toujours en rapport avec les affections pour lesquelles ils y sont adressés. Les muscles des membres et du tronc sont soumis, par des mouvements savamment combinés, à des contractions répétées qui augmentent, assez promptement, la tonicité musculaire. Ce gymnase, dirigé par M. Charles Trouiller, élève de Pichery, attire chaque jour à Royat une partie de la jeunesse de Clermont.

Affections diathésiques tributaires des Eaux de Royat

—

AFFECTIONS ARTHRITIQUES.

Rhumatismes nerveux. — Rhumatismes des viscères. Affections de la peau.

Les principes *alcalins*, bicarbonate de soude et de

potasse, agissent comme *altérants* sur les diathèses goutteuses et rhumatismales (***arthritisme***) dans toutes leurs manifestations : ***Rhumatisme*** erratique, ***nerveux***, rhumatisme ***viscéral***, de l'estomac, de l'intestin etc., — ***affections de la peau de nature arthritique***. Eczema, pityriasis etc.

AFFECTIONS CHLORO-ANÉMIQUES.

Dyspepsies. — Névroses. — Affections utérines.

Les principes *toniques*, chlorure de sodium, bicarbonate de chaux et de fer, arsenic, agissent comme *reconstituants* dans la ***chlorose*** et ***l'anémie***, dans la dysménorrhée, la leuchorrhée et les enflammations et engorgements chroniques de ***l'uterus***.

Comme sédatifs, dans les ***névroses*** et dans tous les troubles nerveux dépendants de la chloro-anémie.

Comme stimulants dans les ***dyspepsies*** avec inappétence, et calmants dans les ***gastralgies*** sthéniques et asthéniques.

L'influence des eaux de Royat est si puissante sur tous les troubles des organes digestifs que les ***diabétiques*** eux-mêmes y trouvent promptement une amélioration à leur état.

AFFECTIONS DES VOIES RESPIRATOIRES.

Laryngites et Bronchites chroniques. — phthisie commençante.

Enfin les *principes minéraux et gazeux* agissent comme des *modificateurs* puissants sur toutes les ***affec-***

tions des voies respiratoires. C'est là un de grands succès de Royat. Une longue pratique, et de très-nombreuses observations, recueillies depuis 12 ans, sont venues justifier les espérances que donnait la similitude de notre minéralisation avec celle d'Ems, où le traitement de ces affections jouit d'une si grande vogue.

L'eau de Royat, prise simplement en boisson, attire, chaque année les habitants de Clermont-Ferrand, que l'hiver a éprouvés. L'application de cette eau en douches simples ou pulvérisées et surtout l'inhalation des vapeurs minérales à basse température (24 à 26°) constituent pour nous des moyens thérapeutiques aussi variés que puissants pour combattre toutes les inflammations chroniques de la gorge et des poumons. *Affections du larynx, engorgements pulmonaires, inflammation chronique des bronches, catarrhe,* ***phthisie commençante*** même, se trouvent toujours rapidement amendés et souvent radicalement guéris par l'usage *intus et extra* de nos eaux.

Opinion des Auteurs.

« Dans les affections des organes de la respiration,
» dit Rotureau, comme le catarrhe pulmonaire chronique,
» l'asthme ne reconnaissant pas pour cause une lésion or-
» ganique, la pneumonie, la bronchite, la laryngite et la
» pharyngite chroniques et même subaiguës, l'action cura-
» tive des eaux de Royat, administrées à l'intérieur, en
» même temps que les malades fréquentent chaque jour,
» les salles d'inhalation, et y font un séjour assez pro-
» longé, se rapproche de celle des eaux d'Ems, et, à cet

» égard, je mettrais en première ligne la station Française, » dont l'eau en boisson a tout autant d'efficacité que ces » dernières dans les états pathologiques sus indiqués. Elle » possède de plus, d'ailleurs, les salles d'aspiration, qui font » surtout alors la partie la plus active et la base d'un trai- » tement inconnu à l'établissement de l'ancien duché de » Nassau. »

« C'est surtout comme modificateurs des affections pulmonaires chez les sujets lymphatiques et chloro-anémiques que le professeur Gubler, dans son cours sur les eaux minérales, a assigné, cette année, le premier rang aux thermes de Royat. « L'***eau de Royat,*** dit-il, ***ana-*** » ***logue à celle d'Ems,*** sera employée avec succès » dans les affections des voies respiratoires, dans les alté- » rations pulmonaires et surtout dans les états diathé- » siques qui président à la formation des tubercules. »

Bazin, dans ses leçons sur l'application des eaux minérales au traitement des diathèses d'où dépendent les affections cutanées, cite Royat comme une des stations les plus favorables à la cure de l'***arthritisme*** dans ses diverses manifestations, et les nombreux malades que, depuis plus de 12 ans, il envoie chaque année à nos eaux, justifient la confiance dont il les honore. Leurs principes alcalins altèrent le vice arthritique sans entraîner chez le sujet, une dépression des forces. C'est le but que se propose le médecin célèbre de St-Louis, qui a été un des premiers à faire connaître et apprécier notre station naissante.

Gubler, dont les appréciations ont pour nous le plus grand poids, dit, dans son cours, à propos des eaux ferrugineuses : « Dans le cas de ***chlorose***, où l'on « voudrait agir rapidement et refaire une constitution

» délabrée, on prendra des eaux ferrugineuses, renfermant » cette *lymphe minérale* dont nous avons parlé plusieurs » fois, telles que celles de Royat, la Bourboule, Saint- » Nectaire, et elles seront d'autant plus efficaces que l'ané- » mie aura pour cause quelque maladie latente comme la » tuberculose. »

J'ai besoin, en finissant cet opuscule, de demander pardon à mes lecteurs des expressions flatteuses trop souvent répétées, dont j'ai pu me servir en parlant de cette nymphe de Royat qui m'est si chère. Elève et suppléant du Dr Allard qui lui a consacré les dernières années de sa vie, ayant assisté à ses travaux et à ses luttes, j'ai cru devoir unir mes efforts aux siens pour faire apprécier une station presque ignorée avant lui, et qui est appelée, je crois, à devenir un jour une des plus agréables et des plus fréquentées de France.

Des hommes qui joignent à l'honorabilité et à l'intelligence une grande fortune, viennent de former une société pour aider à la réalisation de ces vœux. Concessionnaires des eaux de Royat pour une période de 66 ans, ils veulent répondre aux faveurs toujours croissantes du public, par des améliorations vainement sollicitées depuis longtemps. Les projets les plus favorables à l'agrément des baigneurs et à l'avenir brillant de notre station sont en voie d'exécution.

Une buvette élégante remplace déjà le trou où se pressaient les buveurs. La magnifique source de Royat s'élance du sol en bouillonnant, et étale dans une vasque gracieuse ses eaux si riches et si abondantes.

A côté de l'immense piscine dont nous avons parlé doit se créer une nouvelle hydrothérapie avec aménagement des plus complets. Les salles d'aspiration, jugées insuffisantes, grâce à l'importance qu'elles acquièrent chaque année, seront remplacées par de beaucoup plus vastes et plus commodément établies.

Les grandes douches, la pulvérisation et les bains d'acide carbonique vont être installés comme dans les Établissements modèles et munis des appareils les plus nouveaux.

La route, qui passe devant l'Etablissement, étant déviée, permettra d'établir des avenues utiles, et de transformer en parc tous les terrains qui séparent les bains des hôtels. La nature a préparé les éléments de cette promenade, des accidents de terrain, de grands arbres n'attendent que le crayon de l'architecte pour se transformer en un parc ravissant, au milieu duquel des eaux vives, nouvellement acquises, viendront porter la fertilité et la fraîcheur.

Un casino doit s'élever sur ces terrains et offrir aux baigneurs, à côté des salles de lecture et de jeux, un vaste local pour les concerts et les pièces de Théâtre.

Enfin, tout doit prendre à Royat, l'année prochaine, une face et une vie nouvelles; une voie directe, votée par le Conseil municipal et le Conseil général, doit rapprocher Clermont-Ferrand, de son bois de Boulogne, de sa promenade favorite, Royat, dont les habitants jouiront ainsi des avantages de la ville au sein la campagne, *utile dulci*.

Nous devons également à l'obligeance de M. le docteur LAUGAUDIN, médecin à Royat, l'autorisation d'insérer le résumé suivant que nous avons extrait de la brochure qu'il a publiée sur les indications médicales de cette station thermale (1).

Action thérapeutique.

Les eaux de Royat ne provoquent ni poussée, ni surexcitation. Si l'on peut, parfois, constater une certaine exaltation du système nerveux, elle est produite par le traitement général. Celui-ci terminé, l'excitation tombe, et le résultat final est la sédation.

Ces eaux, renfermant une notable proportion de bicarbonates alcalins, conviennent parfaitement aux malades atteints d'affections contre lesquelles les alcalins sont préconisés, tandis que le chlorure de sodium, qu'elles contiennent en même temps, empêche l'action débilitante que pourrait occasionner l'emploi des alcalins purs.

Notons aussi le fer qu'on y rencontre, agent éminemment tonique et reconstituant.

Il y a donc, à Royat, une double indication curative.

D'abord, les affections qui demandent l'emploi des eaux alcalines.

Ensuite, toutes celles qui sont liées à un état prononcé d'anémie; que cette anémie soit le point de départ du mal ou qu'elle n'en soit, au contraire, que la conséquence.

C'est en vertu de cette double règle, que les eaux de

(1) Contribution aux indications curatives des eaux de Royat, par le docteur Laugaudin, Paris, Delahaye éditeur, 1870.

cette station thermale agissent très-efficacement dans les catégories suivantes :

Maladies nerveuses.— Les affections nerveuses, devenues si fréquentes, s'accompagnent presque toujours d'un appauvrissement du sang. Aussi, presque toutes les personnes qui souffrent des nerfs, et les femmes surtout, sont-elles généralement pâles, affaiblies, privées d'appétit et de sommeil. Les eaux de Royat leur conviennent admirablement. Elles agissent comme reconstituant sur le sang, et, par contre coup, comme calmant sur le système nerveux.

Par conséquent, elles sont très-avantageusement employées dans les affections nerveuses des voies digestives, dyspepsies, gastralgies, vomissements nerveux, etc. ; dans les palpitations non organiques, les douleurs rhumatismales, les sciatiques, etc.

Elles ont enfin une efficacité réelle sur ces constitutions névropathiques à manifestations indéterminées, si communes aujourd'hui parmi les femmes du monde.

« Les bains de Royat combattent indirectement l'irrita-
» bilité nerveuse en fortifiant tous les tissus, en activant
» les fonctions de la peau et du tube digestif ; en rendant
» l'alimentation et l'hématose plus complètes, et en réta-
» blissant, en un mot, entre les systèmes sanguin et
» nerveux, l'équilibre rompu au profit de ce dernier. »

« Nivet. »

Maladies des femmes.— La chlorose, la chloro-anémie, les engorgements utérins-indolents, la leucorrhée, sont modifiés aussi favorablement par l'emploi des eaux de Royat.

Cette catégorie d'affections se lie presque toujours avec

la précédente, et les remèdes qui agissent contre les uns sont tout aussi efficaces contre les autres.

Maladie des voies respiratoires. — Les ressources thérapeutiques qu'offrent les salles d'inhalation, sans compter les autres moyens de traitement, attirent, chaque année, à Royat de nombreux malades.

La bronchite chronique, le catarrhe pulmonaire chronique, avec ou sans emphysème, se trouvent très-souvent soulagés par l'emploi des eaux ; mais, c'est quand ces affections se sont développées sous l'influence d'un principe goutteux ou rhumatismal, quand surtout ces malades sont débilités, que les résultats sont vraiment remarquables.

C'est du reste une observation qui avait déjà été faite par M. Bertrand, ancien inspecteur du Mont-Dore, dont les eaux ont une certaine analogie avec celles de Royat.

Citons aussi ces toux nerveuses incessantes, ces bronchites fréquentes qui suivent souvent chez les enfants la coqueluche et la rougeole, et qui sont si graves par la facilité avec laquelle elles amènent l'apparition des tubercules.

Les laryngites chroniques, les laryngo-trachéïtes, l'angine granuleuse sont modifiées avantageusement par la salle d'inhalation et les pulvérisations.

Rhumatismes. — Les rhumatismes constituent une affection douloureuse et pénible par la gêne des mouvements. En outre de la possibilité de les traiter par des bains à toute température, Royat jouit encore de la propriété d'atténuer le principe rhumatismal lui-même par les sels alcalins qu'il renferme, et d'en modifier ainsi les manifestations morbides.

Maladies de la peau. — La principale propriété des eaux de Royat est de combattre toutes les manifestations des diathèses goutteuses et rhumatismales, que celles-ci se portent sur les organes respiratoires, sur le système nerveux ou sur la peau. C'est ainsi qu'il est possible d'expliquer les cas de guérison d'affections cutanées qu'on y observe chaque année.

Citons parmi celles qu'on y traite, l'acné, la couperose, le pityriasis, l'impétigo, et surtout la plus commune de toutes, l'eczéma sec.

Quand ces affections sont sous la dépendance du principe rhumatismal, il est rare qu'elles ne soient pas modifiées par les eaux de cette station.

Contre indications. — On doit comprendre par ce qui a été dit ci-dessus, que ces eaux ne pourraient être que nuisibles aux personnes pléthoriques, à système sanguin riche, aux individus atteints de maladies organiques du cœur. En un mot à tous ceux qui ont plutôt besoin d'être débilités que fortifiés.

COMPARAISON

ENTRE EMS & ROYAT

Il y a longtemps que la similitude entre Ems et Royat a été constatée par tous les médecins hydrologues. Longtemps négligée, cette similitude acquiert de l'importance aujourd'hui qu'on se préoccupe de rechercher les sources françaises susceptibles de remplacer celles de l'Allemagne.

Dans l'intérêt de Royat, nous devons donc examiner comparativement les deux sources principales de ces stations thermales pour apprécier leurs analogies et leurs différences.

Examinons d'abord leur composition chimique et leur température.

Prenons la grande source de Royat en la comparant au Kesselbrunnen, principale source d'Ems.

	Kesselbrunnen.	Royat.
Température	46° c.	35° 5 c.
Acide carbonique	0.882	0,748
Bicarbonate de soude	1,974	1,349
id de chaux	0,235	1,000
id de magnésie	0,186	0,677
id de fer	0,004	0.010
Chlorure de sodium	1,011	1,628
Totaux	4,475	5,724

En examinant ces chiffres qui ne comprennent que les éléments principaux des deux sources comparées, on reconnaît dans l'eau de Royat une minéralisation un peu plus forte portant principalement sur le bi-carbonate de chaux, sur le fer et sur le chlorure de sodium; triple avantage qui la rend précieuse contre les affections anémiques et nerveuses, et contre les affections d'estomac.

Où la différence est plus prononcée, c'est dans les chiffres indicatifs de la température.

La source allemande est à 46°, tandis que celle de Royat est à 35 degrés, et dans la baignoire à 34 degrés seulement.

Que résulte-t-il de cette différence? C'est qu'à Royat on donne le bain à eau courante, tandis qu'à Ems on est obligé de la faire refroidir.

Or, ce refroidissement ne peut se faire sans qu'il y ait dégagement du gaz et commencement de décomposition de l'eau.

Ainsi donc, sous ce rapport, tout l'avantage serait pour Royat.

Si, maintenant, on compare la liste des maladies traitées dans les deux stations, on trouve encore une complète identité.

En regard des indications thérapeutiques de Royat, telles qu'elles ont été données quelques pages plus haut, nous mettrons la liste des maladies qui sont soignées à Ems, telle qu'elle se trouve dans une petite brochure publiée en 1861, et intitulée: *Précis analytique des eaux d'Allemagne;* elle n'a donc pas été écrite pour les besoins du moment.

« Elles (les eaux d'Ems) ont une action toute spéciale et parfaitement constatée :

» 1° Sur les affections catarrhales de la poitrine, bronchites et laryngites chroniques, enrouement, aphonie, asthme, emphysème, commencement de tuberculation.

» 2° Sur les maladies nerveuses en général, les palpitations, les spasmes, l'hystérie, les tics douloureux.

» 3° Sur les désordres des organes génito-urinaires; elles dissipent les engorgements utérins, etc., etc.

Ne sont-ce pas là les applications thérapeutiques de Royat, et devons-nous nous étonner de voir ces deux Stations mises si souvent en parallèle.

Les auteurs les plus autorisés de la science hydrominérale, les thérapeutistes les plus éclairés: Gubler, Rotureau, Durand-Fardel, Mialhe, Le Bret, Barraud et autres, ont constaté, dans leurs cours et leurs écrits, l'analogie de composition d'**Ems** et de **Royat.**

Il y a quinze ans, Rotureau, dans son grand ouvrage sur les eaux minérales de la France et de l'Étranger, avait déjà attiré l'attention du Corps médical sur les rapports de minéralisation et de thermalité de ces deux stations et sur la facilité d'obtenir à la source française, les cures de la fameuse station allemande.

« Signalons, dit-il, l'analogie des eaux de Royat et
» d'Ems, qui non-seulement ont la même thermalité,
» mais qui contiennent encore les mêmes principes fixes
» et gazeux en proportions à peu près identiques, à ce
» point, que la seconde de ces deux stations, serait à
» peine reconnaissable par un chimiste qui ferait en
» même temps leur analyse quantitative et qualitative,
» s'il ne trouvait une certaine quantité de fer dans les
» eaux d'Auvergne. »

Durand Fardel, dans un rapport sur les eaux minérales de France mises en regard de celles de l'Allemagne, dit que le rapprochement des eaux d'Ems et de Royat se justifie aussi bien par la ressemblance de leur composition chimique, que par les résultats de l'observation clinique, et, passant en revue les diverses affections qui demandent le secours des eaux bicarbonatées et chlorurées sodiques, il démontre que le traitement en est aussi efficace à la station française qu'à celle de l'ancien duché de Nassau.

Gubler, dans son cours de thérapeutique, appliqué, cette année, aux eaux minérales, après avoir comparé les rapports de minéralisation et de température de la station de Royat avec celle d'Ems, a montré que l'observation justifiait chaque jour les données théoriques. L'étude qu'il est venu faire de nos thermes en 1869, lui a permis de conclure que notre source constituait même sur elle une véritable supériorité. Nous avons cité dans notre étude sur Royat, son appréciation sur l'application de ces eaux dans le traitement des voies respiratoires. Nous pourrions en faire autant à propos des autres affections traitées à Ems, si ce parallèle n'était déjà trop long pour le lecteur.

Tous les auteurs, du reste, qui ont fait une étude comparative des eaux de France et de l'étranger, ont été, comme Rotureau, Durand-Fardel et Gubler que nous venons de citer, frappés des ressemblances de minéralisation et d'action thérapeutique de ces deux stations; ce serait donc nous répéter que de faire à leurs écrits d'autres emprunts.

CURE AU RAISIN & AU PETIT LAIT.

Ce traitement, si en faveur dans l'Allemagne sous le nom de *Traubenkur,* peut être suivi avec toute facilité à Royat. L'usage des raisins, pris en assez grande quantité le matin à jeûn, a une influence des plus heureuses sur les affections chroniques du tube intestinal. A l'effet laxatif et même purgatif des premiers jours succède bientôt une tolérance parfaite.

Grâce à ce régime, la diarrhée, quelle qu'en soit la cause, diminue rapidement ; les fonctions digestives s'accomplissent sans malaise, la chylification et l'assimilation se rétablissent.

« Son effet physiologique constant d'augmenter les tissus adipeux, donne à la cure des raisins une grande popularité dans nos pays vignobles ; et si l'on considère que les personnes n'engraissent que par suite du rétablissement des fonctions digestives, on reconnaîtra que ce n'est pas une propriété à dédaigner.

» Les eaux chlorurées-alcalines-gazeuses, si souvent prescrites dans les gastralgies, les entérites chroniques et les différentes névroses, trouveront donc dans les raisins le complément de leur action curative. L'effet si manifeste de ce fruit sur la pléthore abdominale, sur les altérations diverses du canal digestif et sur leurs conséquences, rend bien précieux pour Royat et pour quelques autres stations privilégiées de nos contrées les riches coteaux qui les entourent.

» Le climat tempéré de la basse Auvergne permet d'y continuer un traitement thermal quand le froid a depuis longtemps chassé les baigneurs des stations plus élevées ; l'automne y est généralement beau, le soleil encore très-chaud ; aussi le raisin y mûrit-il parfaitement. Les côteaux qui environnent plusieurs stations d'Auvergne, et entre autres celle de Clermont, jouissent non seulement de la plus heureuse exposition, mais encore d'un terrain dont la composition ferrugineuse tient le millieu entre ceux de la Bourgogne et du Bordelais, ces deux extrêmes du sol français.

» Les vignes de Montjuzet, de Chanturgue, des Côtes, de Chamalières, celles des Roches, qui avoisinent l'établissement thermal de Royat, offrent aux baigneurs différentes variétés de raisins d'excellente qualité, qui ne le cèdent en rien pour la cure aux meilleurs crus de France et d'Allemagne.

» La nature des eaux de Royat, sa position climatologique, son air pur, embaumé, ses vallons tapissés de verdure, ses côteaux couverts de vignes, en font une des rares stations de France où l'on peut unir au traitement hydrominéral celui du petit-lait et du raisin, privilége qui lui donne des droits incontestables à devenir un jour une puissante rivale des stations les plus en vogue de l'Allemagne (*). »

AVIS.

Les personnes qui désirent boire du petit-lait doivent en prévenir d'avance l'employée de l'Établissement, pré-

(*) Les eaux thermo-minérales d'Auvergne, par les docteurs Allard et Boucomont.

(Toute reproduction de la notice du Docteur Boucomont est interdite).

posée à la buvette, et lui annoncer aussi d'avance la fin de leur cure de petit-lait. Il est indispensable pour la préparation du petit-lait, qui se fait le matin avant l'ouverture de la buvette, de connaître le nombre des personnes qui en font usage.

Pour le raisin, il faut s'adresser au bureau de l'Établissement, à moins que les hôteliers ne se chargent eux-mêmes du soin de procurer le raisin aux personnes qu'ils logent. Il peut en être de même pour le petit-lait.

MÉDECINS CONSULTANTS

PRÈS L'ÉTABLISSEMENT THERMAL DE ROYAT.

MM.

ARTANCE.

BASSET ✻, Inspecteur, maison près l'Hôpital, le matin, de 9 à 10 heures; le soir, de 2 à 5 heures.

BOUCOMONT, en sa villa, au-delà du Grand-Hôtel, le matin, de 9 à 10 heures; le soir, de 2 à 5 heures.

IMBERT-GOURBEYRE, en face de l'Hôtel de Royat, le matin, de 7 à 10 heures; le soir, de 3 à 6 heures.

LAUGAUDIN ✻, en face de l'Hôtel des Bains, le matin, de 8 à 10 heures, de midi à 3 heures.

J. WOLLASTON ✻.

EAUX DE ROYAT EXPORTÉES

Usage, propriétés.

Les eaux de Royat se transportent et se conservent facilement; il suffit de remplir avec soin les bouteilles dans lesquelles elles sont contenues, de les boucher le plus hermétiquement possible et de les tenir dans un lieu frais.

Leur usage, loin de la source, ne donne pas évidemment les mêmes résultats que leur emploi sur les lieux; mais il est très-utile et très-efficace, soit pour compléter une cure commencée à la station thermale, soit pour soulager et prévenir les différentes maladies que l'observation signale comme se guérissant à Royat.

Les eaux de Royat transportées doivent se boire pures et peuvent se prendre, sans inconvénient, aux mêmes doses qu'à la source. Pour mieux leur conserver toutes leurs propriétés, on doit : soit les réchauffer au bain-marie, soit y ajouter une légère quantité d'infusion chaude. Cette addition est même quelquefois nécessaire pour en faciliter la digestion aux estomacs faibles ou trop sensibles à l'action des gaz qu'elles renferment.

L'eau de Royat froide se prend aussi aux repas, soit pure, soit mélangée avec du vin ou de l'eau naturelle. Mêlée au vin elle s'altère légèrement, mais elle ne perd rien de ses propriétés et constitue une boisson saine, digestive et surtout tonique, convenant aux personnes faibles anémiques et aux jeunes filles chlorotiques.

Afin de ne pas confondre l'eau de Royat, **grande source**, avec celle de la source de César qui n'a pas les mêmes propriétés, et qui dépend d'une autre administration, les personnes qui veulent s'en procurer doivent s'adresser au régisseur du **Grand Etablissement thermal à Royat**.

Dépôts à Paris. — La Compagnie Fermière de Vichy, boulevard Montmartre, 22.

M. Grignon, pharmacien, rue Duphot, 2.

M. d'Esebeck, 62, rue Jean-Jacques-Rousseau.

M. Grandjean, 6, 8 et 10, passage Sainte-Croix-de-la-Bretonnerie.

M. Solenne, 19, rue Taranne.

En province, aux Succursales de la Compagnie Fermière et chez les principaux Pharmaciens.

Demander de l'eau de la **Grande Source**.

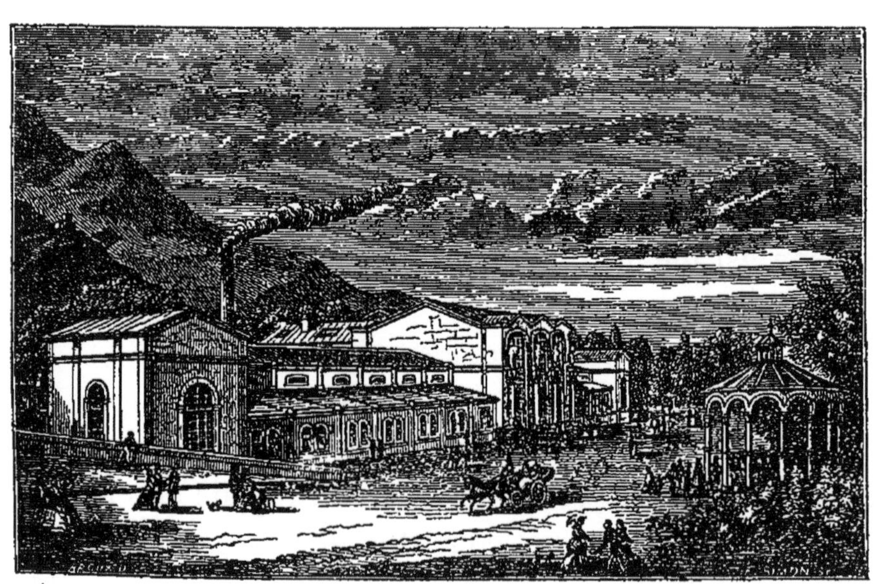

Les personnes qui achètent leurs eaux chez des dépositaires, pharmaciens ou négociants faisant le commerce des eaux minérales, doivent vérifier avec soin les étiquettes qui sont appliquées sur les bouteilles et la capsule qui en recouvre le bouchon.

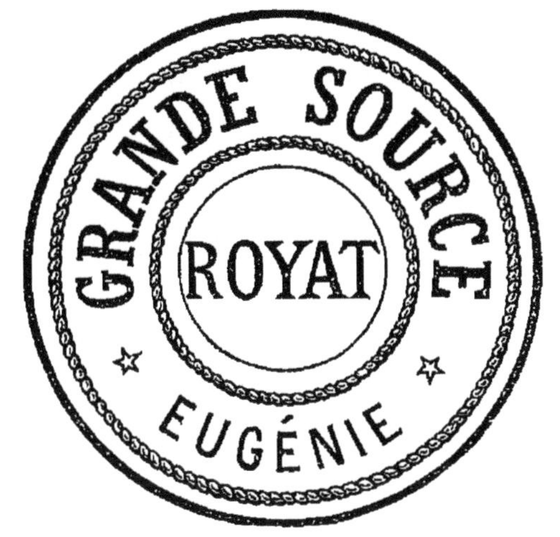

Les bouteilles provenant de la grande source portent seules la capsule et la gravure dont nous donnons le modèle.

Le prix d'un litre pris à la source est de 20 centimes.

L'administration expédie par caisses de 24 et 50 bouteilles, rendues en gare à Clermont,

La caisse de 24 bouteilles, 15 fr.

La caisse de 50 bouteilles, 30 fr.

Les frais de transport, à partir de Clermont, et les droits d'octroi dans les villes où les eaux minérales y sont assujéties, restent à la charge des destinataires.

A moins de contre ordre, tous les envois sont faits contre remboursement.

Bonbons et Produits pharmaceutiques de Royat.

Les différents sels extraits des eaux de Royat, servent à fabriquer divers produits pharmaceutiques et bonbons que l'on peut se procurer soit à l'Établissement thermal, soit chez les principaux pharmaciens de Paris et des départements.

(A Clermont à la pharmacie Bargoin).

PASTILLES DIGESTIVES. Elles conviennent dans les digestions pénibles; elles neutralisent les aigreurs d'estomac, et donnent du ton à cet organe en facilitant ses fonctions. Par leur usage habituel, on digère mieux et plus vite. La boîte, 1 fr. 50.

PASTILLES PECTORALES contre les affections de la poitrine, les rhumes, les catarrhes, les toux nerveuses ou d'irritation, les extinctions de voix. La boîte, 1 fr. 50 c.

DRAGÉES MARTIALES préparées avec les eaux minérales. Elles sont employées avec succès dans les chloroses (pâles couleurs), dans la perte de l'appétit. Elles combattent les restes de fièvres intermittentes, la plupart des maladies de langueur, et conviennent, dans tous les cas, où les ferrugineux sont indiqués. Le flacon, 1 fr. 50 c.

SUCRE D'ORGE ET CARAMELS de l'Établissement Thermal de Royat, bonbons pectoraux rafraîchissants et toniques à divers parfums. La boîte de 1 à 5 francs.

Les boîtes ou flacons doivent, pour être authentiques, porter le timbre de l'Établissement.

RENSEIGNEMENTS

Service Religieux.

Une Chapelle, tenue par des Religieuses Franciscaines, et située sur la route, non loin de l'Etablissement, offre aux baigneurs, pendant la saison, des messes à toutes les heures de la matinée. Quelques personnes cependant vont assister au service divin dans la vieille église de Royat, ou dans une des nombreuses paroisses de Clermont.

On trouve également dans cette ville une Synagogue, un Temple du Culte Evangélique et un autre pour l'Eglise Réformée.

Gymnase Pichery.

Pour aider encore à l'effet tonique de nos bains, le docteur Allard a établi, à Royat, près de l'hydrothérapie, un gymnase que dirige, depuis douze ans, M. Charles Trouiller, élève distingué de Pichery. Installé d'après l'excellente méthode de ce maître, les exercices auxquels sont soumis les élèves portent spécialement sur les membres qui ont besoin d'être tonifiés. Les efforts sont savamment combinés et proportionnés à la force du sujet qui ne se livre à aucun des exercices dangereux de l'ancienne méthode.

De grandes leçons d'ensemble ont lieu, chaque jour, à 9 heures du matin et à 4 heures du soir. L'émulation qui s'établit entre ces jeunes élèves exécutant au commandement du professeur le même exercice, contribue puissamment au succès de ces cours qui forment le complément du traitement du lymphatisme par les eaux de Royat.

Hôtels et Maisons meublées.

De nombreux **Hôtels** ont été construits à Royat, les uns près de l'Établissement, les autres sur la hauteur, d'où la vue embrasse toute la Limagne, les troisièmes, enfin, dans un chemin ombreux qui suit la vallée. Pour n'exciter aucune susceptibilité et n'éveiller aucune jalousie, nous allons les citer d'après la place qu'ils occupent dans l'une et l'autre de ces directions.

Sur la hauteur, le long de la route qui descend du village de Royat aux Thermes :

Hôtel de Royat, *Chabassière;*

Grand-Hôtel, *Servant, fils;*

Hôtel des Bains ;

Hôtel Saint-Mart.

Hôtel Cousteix ;

Hôtel des Thermes ;

Hôtel du Parc, *Ganne;*

Chemin de la vallée, de Royat aux Thermes :

Hôtel de Bellevue, *Bourrand;*

Hôtel de César, *Baget;*

Hôtel Villa Madame, *Mouillard;*

Hôtel Mazet ;

Sur la route des Thermes à Clermont ;

Hôtel Bonnay ;

Le prix de la chambre et de la pension varie suivant les Hôtels, entre 6 et 12 francs par jour.

Outre ces principaux Hôtels, de nombreuses **Maisons meublées** reçoivent des baigneurs, et permettent la vie en famille en fournissant tout ce qui est nécessaire à la cuisine et à la table.

D'autres, cependant, ne reçoivent que des personnes qui veulent être logées loin du bruit, et vont prendre leur repas à l'Hôtel ou au restaurant. D'après l'ordre que nous avons suivi pour les Hôtels, nous trouvons espacées sur la route des villas tenues par : MM. Mandet, Davignon, Jalicon, Meyniale, Grand, Coustet, Jironde, Ràgon, Imbert, Alègre, v[e] Boucomont, Dourif, Murat, Jourdan et Landan.

Enfin plusieurs **Restaurants** fréquentés par les touristes, offrent aussi aux baigneurs la table et le logement; telles sont les maisons Legay, Fournier, Dourif, Papon, Prugnard, et Taillandier.

Promenades de Royat

Excursions dans les environs

Curiosités géologiques et archéologiques.

Royat. — Eglise du XIe siècle, avec une crypte ; fortifiée et garnie de machicoulis au XIIe siècle ; clocher moderne. — Croix du XIVe siècle, dite croix des apôtres. — Grotte des sources creusée dans une lave basaltique venue des bases du puy de Dôme.

Vallée de Royat et environs. — Gorge de Vaucluse ou de la pépinière, pépinière forestière. — Gorge de Fontana. — Cascades de la Tirtaine. — Village et sources de Fontana. — La Font-de-l'Arbre et sa belle source. — Ruines du château de Montrodeix.

Volcan de Gravenoire. — Butte basaltique de Montaudoux.

Greniers de César et montagne de Châteix. — Gisement de bitume de l'Écorchade.

Vallée de Villars. — Voie romaine. — Escarpement basaltique de Prudelles. — Village de Villars. —

Cheire ou coulée de lave de Villars, provenant du volcan de Pariou.

Excursion au puy de Pariou et à Pontgibaud.

Chamalières, son église romane. — Les Tuileries. — Le lacet du Grand-Tournant ; belle vue sur Clermont et la Limagne. — Colonnade basaltique à gauche de la route, en arrivant sur le plateau. — Aspect du puy de Dôme. — Hameau de la Baraque. — Hameau de Chez-Vasson ; cheire ou coulée de lave de Pariou, inculte et toute hérissée de blocs rocheux. — La Fontaine du Berger ; carrières de lave.

Le ***puy de Pariou,*** volcan moderne ; son cratère inférieur d'où est sorti le courant de lave ; le cône supérieur et son magnifique cratère. Col des Goules et descente sur Pontgibaud. — Le puy de Côme, énorme cône volcanique entièrement boisé, à gauche de la route.—A droite, le puy Chopine, rouge et décharné, à demi entouré par le cratère des Gouttes. — Village des Roches. — Au nord, aspect de l'énorme cratère égueulé de Louchadière.

Pontgibaud. — Vue du pont et de la prairie de Pontgibaud, traversée par les méandres de la Sioule, que l'œil peut suivre du haut des rochers au-delà du pont.—Le vieux château et son donjon.—La vieille porte de la ville.—La fonderie de plomb argentifère et les laveries de minerai. —Les gorges de Barbecot et de Pranal. — Les mines de Pranal. — Les grottes de Pranal, creusées dans le basalte. — Le volcan de Chalusset et son superbe escarpement basaltique. — Les sources minérales de Châteaufort et de Chalusset. — Les ruines de la Chartreuse du Port-Ste-Marie et ses belles forêts de sapin. — La cheire ou coulée de lave du puy de Côme ; ses entonnoirs. — Le camp gaulois de Chazaloux. — Les fontaines glacées où on trouve de la glace au milieu de l'été. — Les mines de Roziers. — La jolie colonnade basaltique le long de la route de Rochefort, au delà du hameau de la Bantusse.

Excursion au puy de Dôme.

Même route que pour aller au puy de Pariou et à Pontgibaud, jusqu'à la Baraque. — Au delà de ce hameau, on laisse à droite Orcines et son clocher aigu ; Villeneuve, maison de campagne où conduit une belle avenue en berceau. A gauche ruines de Montrodeix. — Cabane du puy de Dôme. Ascension de la montagne par l'ancien sentier. — Sommet du petit puy de Dôme et joli cratère du Nid-de-la-Poule.

Sommet du puy de Dôme,

A 1,468 mètres au-dessus de la mer.

Immense panorama embrassant, au sud, la chaîne des monts Dore et des monts Dôme ; à l'ouest, le Limousin et, à l'est, la Limagne, à travers laquelle serpente l'Allier. C'est sur ce plateau que va être élevé l'Observatoire météorologique du Centre de la France. — Aspect des volcans modernes, au nord et au sud. —Descente par le chemin du sud-ouest nouvellement réparé pour le service de l'Observatoire. — Retour aux cabanes par le col des Gromanaux.

Excursion à Volvic et au château de Tournoël.

Chamalières. — Durtol, joli village au milieu des châtaigners et des arbres fruitiers. — Nohanent, chef-lieu de commune, où une magnifique et abondante source s'échappe sous trois petites arcades romanes; blanchisseries. — Sayat, beau village enfoui dans la verdure et sous le feuillage; fabrique d'étoffes de laine et de couvertures; sources volumineuses. — Hameau de Malauzat, d'où on peut se rendre à ***Châteaugay***. Ce dernier endroit offre un château du XIVe siècle, avec un haut donjon carré bien conservé; sculptures de la Renaissance dans la cour; dans une des pièces, belle cheminée de la Renaissance peinte et dorée. Vue très-belle.

Volvic, bourg peuplé de tailleurs de pierre. — École d'architecture. — Église romane, récemment restaurée et reconstruite en partie. — Carrières de lave, dite pierre de Volvic, à une heure de distance, au pied du volcan de la Nugère.

Tournoël, belle ruine féodale, à un demi-kilomètre de Volvic. — Enceintes extérieures; chapelle; donjon; oubliettes; sculptures et restes de peintures du XIVe et du XVe siècle. — Panorama très-remarquable. — (On peut revenir de Volvic par Riom et Clermont. Voir en passant, dans la première de ces deux villes, la Sainte-Chapelle, la Tour de l'Horloge et les maisons de la Renaissance).

Excursion à Gergovia.

Chamalières. — Clermont. —Beaumont, église romane, et autre église de l'époque de transition. — Village de Romagnat. — Château de Montrognon, vieilles ruines sur un pic basaltique escarpé et conique. — Village et château d'Opme, grande tour crénelée et d'un ton puissant. — Plateau de Gergovia, emplacement de l'ancienne capitale gauloise des Arvernes. Vue splendide sur le bassin de Clermont, la chaîne des Dôme ou Puys, les monts Dore, une partie du plateau granitique, les vallées de Clermont et de Chanonat. — Village de Merdogne (aujourd'hui Gergovie); petite église romane, surmontée d'un logis fortifié. — Village de la Roche-Blanche, au pied d'un escarpement percé d'anciennes habitations creusées dans la roche calcaire et que domine une vieille tour ronde. — Retour à Clermont par la route d'Issoire. Près du pont d'Aubière, à une centaine de mètres de la route, on voit dans un verger un beau menhir ou pierre levée druidique.

Excursion à Randanne et au lac d'Aydat.

Gravenoire. — Village de Thedde. — ***Randanne***; tombeau de M. de Montlosier; cheire ou coulée de lave provenant des puys de la Vache et de Lassolas, volcans jumeaux présentant deux énormes demi-cratères ébréchés par le poids de la lave. — Volcan et cratère de Montjugheat.

Lac d'Aydat, formé par suite du barrage d'une vallée occasionné par l'irruption de la coulée de lave du puy de la Vache. — Village d'Aydat, ancienne résidence de Sidoine-Apollinaire. Eglise romane. — Retour par Clermont en passant à Theix ; beau château entouré d'un parc remarquable ; étangs. — Hameau de Varennes ; vue sur la partie supérieure de la vallée de Chanonat. — Saulzet-le-Chaud. — Pont et village de Ceyrat. Belle vallée de Ceyrat. — Beaumont. — Clermont.

En dehors des promenades et excursions que nous venons d'indiquer, le chemin de fer permet de visiter facilement, en une journée, d'autres points très-intéressants du département du Puy-de-Dôme, situés à une distance plus grande que les excursions habituelles. Nous citerons entre autres : **Pont-du-Château,** sur l'Allier, avec une remarquable église de transition ; **Thiers,** ses gorges, sa vallée, ses rochers pittoresques et, sur la Durolle, ses nombreuses usines de coutellerie ; **Vic-le-Comte** et sa Sainte-Chapelle ; **Issoire** et son admirable église romane.

Consulter, du reste, pour plus de détails, les principaux guides en Auvergne :

Clermont, Royat, les Monts Dômes, par Ed. Vimont, bibliothécaire de la ville de Clermont, avec cartes et panoramas gravés.

Guide en Auvergne, par Em. Thibaud, membre de l'Académie de Clermont, ouvrage orné de 100 gravures.

Guide en Auvergne, par Louis Nadaud.

Dictionnaire des lieux habités du Puy-de-Dôme, par J.-B. Bouillet.

Guide en Auvergne, de Picis, avec gravures.

Eaux minérales d'Auvergne, *Royat, le Mont-Dore la Bourboule, Saint-Nectaire, Châtelguyon, Châteauneuf, Chaudesaigues*, etc., etc., par le Dr Boucomont, médecin à Royat, avec notices sur la géologie, la climatologie et l'archéologie de ces diverses contrées, par A. M. P. Ducros de Saint-Germain. Ouvrage accompagné de nombreuses cartes et gravures, 1873 ; Ducros-Paris à Clermont ; Adrien Delahaye à Paris.

Ces ouvrages et beaucoup d'autres concernant l'Auvergne, se trouvent chez Ducros-Paris, *rue Saint-Genès, 5, à Clermont-Ferrand, Editeur de l'*Annuaire général *du département du Puy-de-Dôme, de plans et de cartes, topographiques et géologiques, du* Journal de Royat.

Curiosités de Clermont.

La Cathédrale, fondée en 1148, par Guy de la Tour, évêque de Clermont.

Notre-Dame-du-Port, église romane du XIe siècle.

L'église de St-Genès-les-Carmes, dont les vitraux ont été exécutés par M. E. Thibaud.

La Fontaine de Jacques d'Amboise, construite en 1511.

Les ruines gallo-romaines du jardin des Salles, près la place de Jaude.

Les eaux minérales de Jaude, de Saint-Allyre ; le pont de pierre formé par le dépôt des eaux de Saint-Allyre ; les cabinets d'incrustation de St-Allyre, de la grotte du Pérou.

Le musée de la ville et la bibliothèque publique.

L'église de Saint-Eutrope.

Le Palais des Facultés, rue Saint-Jacques, et les collections d'histoire naturelle ouvertes au public tous les lundis, de midi à deux heures.

La statue du général Désaix sur la place de Jaude.

Le musée d'histoire naturelle de M. Lecoq, rue de l'Éclache, 15.

La chapelle du couvent de la Visitation, ses tombeaux gothiques.

A Montferrand, les anciennes maisons du moyen-âge, et notamment la maison de l'apothicaire et celle de l'éléphant, rue de la Chantrerie.

MUSÉE DE G. FABRE

PEINTRE-VERRIER

A Royat, en face le Pont de la Grotte

Il se compose de Collections archéologiques d'armes et armures depuis l'époque gauloise jusqu'à nos jours.

Objets d'art français et étrangers pouvant servir à l'étude de l'histoire artistique des peuples anciens et modernes.

Céramique antique, Moyen-Age et autres, jusqu'à la fin du XVIIIe siècle.

Peintures sur émail, bois, vélin, verre et toiles de tous les âges et de diverses écoles.

Tapisseries et Tentures historiques et artistiques.

Ferronnerie et Meubles sculptés du Moyen-Age et de la Renaïssance.

Echantillons géologiques, paléontologiques, minéralogiques et autres de la contrée.

Débris antiques de toute nature trouvés à Gergovia, etc.

Le propriétaire du Musée a l'honneur de prévenir le public qu'il achète toutes sortes d'objets anciens ou curieux.

Omnibus, Voitures.

—

Un service régulier d'**Omnibus** unit Royat à Clermont-Ferrand.

Les départs de ces points ont lieu tous les quarts d'heure ; le trajet s'effectue en 12 ou 15 minutes; le prix des places est de 25 centimes, et 20 centimes par abonnement.

Outre les omnibus, de nombreuses voitures stationnent devant l'Établissement et font, dès qu'elles ont 4 ou 5 voyageurs, le service de Clermont au même prix. 25 c. Ces voitures sont toute la journée à la disposition des baigneurs, pour les excursions et promenades dans les environs ; le prix des courses varie, suivant l'éloignement des lieux que l'on veut visiter, mais généralement il est préférable de le débattre à l'avance.

Voici du reste le tarif fixé par la préfecture; nous espérons le voir modifier prochainement dans l'intérêt des voyageurs.

Le Tarif minimum des Voitures de place est fixé ainsi qu'il suit, quels que soient l'espèce de voiture et le nombre des personnes transportées :

	De 5 h matin à 9 h. soir.		De 9 h soir à 5 h matin	
	f	c	f	c
INTÉRIEUR.				
1° Dans les lim. de l'octroi, non comp. la gare.	1	»	1	50
2° Jusqu'à Montferrand....................	1	50	2	»
3° Pour une course à la gare av. ou sans bagag., comm. et en allant au besoin prendre à domicile.	2	»	2	50
4° Pour revenir de la gare avec ou sans bagag., et jusqu'à domicile, sans réquisition préalable..	1	50	2	»
5° Aller et ret. de la gare d'une voit. command. ayant motivé une 1re course à vide............	2	»	2	50
6° A l'heure............................	2	»	2	50
EXTÉRIEUR.				
7° De Clermont à l'établiss. de Royat avec ou sans bagages............................	1	50	2	»
8° De Clerm. aux hôtels ou au vill. sans bagag.	2	»	2	50
9° Même trajet, avec bagages.............	2	50	3	»
10° Du chemin de fer au village de Royat, et réciproquement, sans bagages..............	3	50	4	»
11° Même trajet, avec bagages............	4	»	5	»
12° Pour une voiture comm. à Clermont pour aller prendre les voyag. à Royat et les conduire au chemin de fer, et réciproquement.........	5	»	6	»
13° A l'heure, soit de Royat, soit de l'établissem.	3	»	4	»

La dernière heure donnera lieu à un supplément d'un franc, si la voiture est abandonnée à plus de deux kilomètres de la ville.

RÈGLEMENT ET TARIF

POUR

L'ADMINISTRATION DES EAUX DE ROYAT.

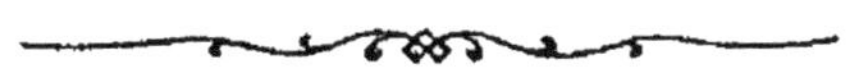

Nous Préfet du Puy-de-Dôme,

Vu les propositions de la Société concessionnaire des eaux de Royat,

Vu l'avis de M. le Maire de Royat,

ARRÊTONS :

ART. 1er. — Le tarif pour l'exploitation des eaux thermales de Royat, est fixé ainsi qu'il suit:

Bain de luxe, un peignoir, deux serviettes, un fond de bain.	2 50
Bain ordinaire, un peignoir, deux serviettes.	1 50
Bain et grande douche, un peignoir, deux serviettes.	2 50
Bain et petite douche locale, un peignoir, deux serviettes.	2

Bain de piscine, deux serviettes, un caleçon................	1 10
Bains de pieds, une serviette....................................	0 40
Bain de vapeur, un peignoir, deux serviettes.............	1 75
Bain de siège à eau courante, un peignoir, deux serviettes.	1 »
Bain de gaz acide carbonique, une serviette...............	1 25
Aspiration, un peignoir laine, un peignoir toile, deux serviettes...	1 50
Aspiration, sans linge...	1 »
Grande douche, un peignoir, deux serviettes............	1 75
Douche locale de vapeur, une serviette......................	1 »
Douche générale de vapeur, un peignoir, deux serviettes..	2 »
Douche ascendante, une serviette..............................	0 60
Douche froide, un peignoir, deux serviettes...............	1 75
Douche de gaz acide carbonique, une serviette............	0 60
Pulvérisation, un peignoir, une serviette....................	0 80
Massage simple, sans linge.......................................	1 »
Massage avec frictions..	2 »
Drap mouillé..	0 75

LINGE.

Un peignoir en laine..	0 25
Un peignoir en toile..	0 20
Un fond de bain..	0 30
Une paire de bas de laine..	0 10
Une serviette...	0 10

BUVETTE

Abonnement pour une saison.......................................	2 50
Sans abonnement, par jour..	0 10
Le verre..	0 05
Eau prise pour emporter (un litre et au-dessous)..........	0 20

PORTEURS

Une course en chaise à porteurs (aller ou retour seul).... 0 50
Deux courses en chaise à porteurs (aller et retour).......... 0 75

Le tarif des porteurs est applicable : 1° sur la route de Clermont jusqu'au moulin Bonnet ; 2° sur le chemin de la vallée jusqu'à l'hôtel Bourrand ; 3° sur le grand chemin du village jusqu'à la villa Coustet.

Art. 2. — La durée des bains simples et des bains avec douches est d'une heure ; celle des grandes douches est de vingt minutes, celles des douches simples est de quinze minutes au plus.

Art. 3. — Les heures des différents services sont ainsi réglées

Bains et douches locales

Le matin de 4 h. 45 m. à 5 h. 45 m.
» de 6 h. à 7 h.
» de 7 h. 15 m. à 8 h, 15 m.
» de 8 h. 30 m. à 9 h. 30 m.
» de 9 h. 45 m. à 10 h. 45 m.

Le soir, de 2 heures à 3 heures.
» de 3 h. 15 m. à 4 h. 15 m.
» de 4 h. 30 m. à 5 h. 30 m.
» de 5 h. 45 m. à 6 h. 45 m.

Piscines

Le matin, de 5 heures à 10 heures ; le soir de 3 heures à 6 heures.

Aspirations

Le matin, de 6 heures à 7 heures et de 8 heures à 9 heures.

Douches de vapeur

Le matin, de 6 heures à 10 heures ; et le soir, de 2 heures à 6 h.

Bains et grandes douches

Le matin, de 6 heures à 7 heures.
» de 7 h. 10 m. à 8 h. 10 m.
» de 8 h. 20 m. à 9 h. 20 m.
» de 9 h. 30 m. à h. 10 30 m.
Le soir, de 2 heures à 3 heures.
» de 3 h. 10 m. à 4 h. 10 m.
» de 4 h. 20 m. à 5 h. 20 m.

Toutefois, le service des vapeurs et aspirations ne peut être exigé que lorsque l'Etablissement est en pleine activité.

Pulvérisations

Le matin, de 6 heures à 10 heures ; le soir de 2 heures à 6 heures

Hydrothérapie

Le matin, de 7 heures à 10 heures ; le soir, de 3 heures à 6 heures.

Buvette

Le matin, de 4 heures à 11 heures ; le soir de 2 heures à 6 heures.

Art. 4. — Les personnes qui veulent suivre un traitement doivent se faire inscrire au bureau de l'Etablissement. sur un registre spécial qui, indiquera leur nom, l'heure où elles prendront leurs bains ou douches, et le numéro du cabinet mis à leur disposition ; ces indications seront reproduites sur des tableaux affichés dans la grande salle de l'Etablissement.

Art. 5. — Hors le cas où le service serait accidentellement retardé, chacun doit se baigner à l'heure qui lui est indiquée. Si, dix minutes après cette heure, la personne à laquelle un cabinet a été réservé ne s'est pas présentée, l'Administration a le droit de le céder aux personnes présentes.

La durée des bains ou douches donnés par application de la disposition qui précède, ne pourra jamais dépasser l'heure de la série.

Art. 6. — Il ne pourra être donné des bains isolés que dans les séries vacantes. Toutefois, l'Administration se réserve, pour cet usage, quatre heures par jour, dans chaque galerie.

Art. 7. — Les cartes délivrées ne sont jamais reprises par l'Administration ; elles ne sont valables que pour l'année dont elles portent le millésime.

Art. 8. — A l'exception de l'Inspecteur de l'Etablissement, des médecins, des malades et des employés attachés au service, nul ne peut pénétrer dans les locaux affectés au service médical pendant les heures consacrées aux traitements. Les galeries et promenoirs de l'Etablissement sont exclusivement réservés à l'usage des malades, baigneurs et gens de service. Il est expressément interdit d'y fumer.

Art. 9. — Les habitants de Royat qui ont droit à l'usage des eaux, doivent être porteurs d'un certificat du Maire, constatant qu'ils appartiennent à cette commune. Les malades des Hospices de Clermont doivent être munis d'un certificat de maladie signé par l'un des médecins, et contresigné par l'un des Administrateurs.

Art. 10. — Les services à prix réduit ont lieu dans les piscines, de midi à deux heures, et dans les salles d'aspiration, de deux à trois heures.

Art. 11. — Aucun malade du département ne peut être admis au traitement à prix réduit s'il ne justifie d'un certificat de maladie signé par un médecin, d'un certificat d'indigence délivré par le Maire de sa commmune, et d'une attestation du Percepteur constatant qu'il ne paie pas d'impôts. Les indigents étrangers au département ne seront admis qu'en vertu d'arrêts préfectoraux.

Art. 12. — Les tarifs et règlements antérieurs au présent arrêté sont et demeurent rapportés.

Fait à Clermont-Ferrand, le 8 mai 1872.

Le Préfet,

A. DELMAS.

Imprimerie, Librairie et Lithographie

DUCROS-PARIS

Rue Saint-Genès, 5

CLERMONT-FERRAND

Editeur des Cartes cantonales et routières du Puy-de-Dôme et du plan de Clermont, etc.
de l'Annuaire Général et du Journal de Royat.

GRANDE LIBRAIRIE UNIVERSELLE

Livres de luxe pour Etrennes, Mariages, etc.
Livres pour distributions de prix,
Livres classiques et fournitures pour les Ecoles.
Livres de Droit et de Médecine, etc.

ABONNEMENTS A TOUS LES JOURNAUX

RÉCEPTION DE TOUTES LES NOUVEAUTÉS AU FUR ET A MESURE DE LEUR PUBLICATION

Une Correspondance journalière avec Paris, nous permet de recevoir à bref délai, les Ouvrages qui manqueraient à notre Librairie.

CARTES DE VISITE A LA MINUTE

Impressions commerciales et administratives, Lettres de Mariage, de Naissance & Cartes de Décès, Têtes de lettres, Factures, Mandats, Cartes de visite, Labeurs, Affiches, Prospectus, etc.

CARTES GÉOGRAPHIQUES

FABRIQUE DE REGISTRES

Reliures et Cartonnages en tous genres.

CARTONS DE BUREAUX

GRAND CHOIX DE PHOTOGRAPHIES & D'ALBUMS

Vues et Costumes d'Auvergne.

CARTES A JOUER

Fournitures générales de Bureaux

PAPIERS QUADRILLÉS DE TOUTES SORTES

ARTICLES DE DESSIN, D'ARCHITECTURE & D'AQUARELLE

Cassettes de mathématiques.

Boîtes à tampon

Gravure de timbres secs, humides, Griffes, Cachets, etc.

BOITES POUR MINUTES

IMAGERIE RELIGIEUSE

PAPETERIE EN MAROQUIN

Pupitres en acajou, ébène, bois de rose, etc.

ARTICLES DE FANTAISIE

Porte-monnaie en maroquin, en ivoire et en écaille, Carnets Portefeuilles, Serviettes et Rouleaux pour Notaires.

Dépôt de Colle blanche à froid.

PAPIER A LETTRES TIMBRÉ EN BLANC ET EN COULEURS.

TOUTES LES CARTES

SPÉCIALES AU DÉPARTEMENT

ROUTIÈRES, TOPOGRAPHIQUES

générales

CANTONALES ET GÉOLOGIQUES

Se trouvent chez Ducros-Paris

Rue Saint-Genès, 5

A CLERMONT-FERRAND

Seul Propriétaire-Éditeur

Clermont-Ferrand, Typ. Ducros-Paris, rue St-Genès, 5.

114

www.ingramcontent.com/pod-product-compliance
Ingram Content Group UK Ltd.
Pitfield, Milton Keynes, MK11 3LW, UK
UKHW012101240726
13965UKWH00004B/1446